AF466938

ILE DE LA RÉUNION

HOSPICE DE LA RAVINE A JACQUES

TRAITEMENT DE LA LÈPRE

PAR

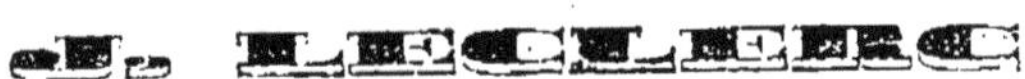

DOCTEUR EN MÉDECINE DE LA FACULTÉ DE PARIS
MÉDECIN-VISITEUR DE LA LÉPROSERIE
MÉDAILLÉ (BIS) DU CHOLÉRA DE 1849 (FRANCE)

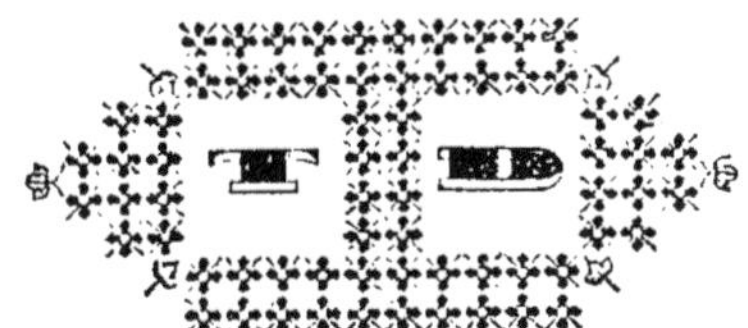

SAINT-DENIS

Typographie de TH. DROUHET fils

7. — Rue de la Compagnie. — 7.

1878

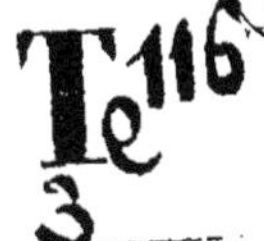

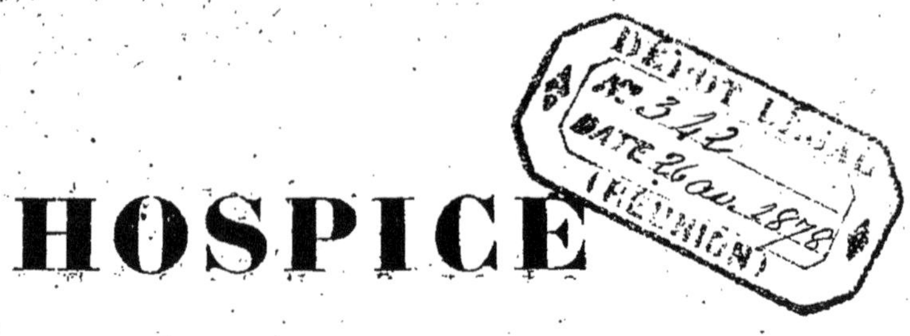

HOSPICE

DE

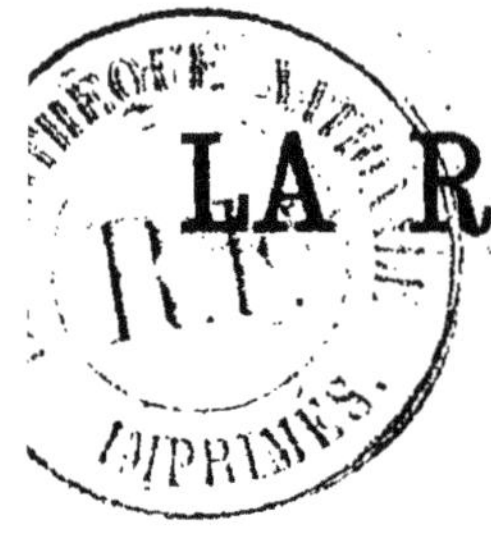

LA RAVINE A JACQUES

TRAITEMENT DE LA LÈPRE

En prenant le service médical de la Léproserie, en Mars 1876, j'ai trouvé 85 malades atteints à des degrés divers des deux espèces de l'éléphantiasis des Grecs. — (Lèpre tuberculeuse et lèpre anesthésique.) Elles offraient à l'observation les différentes périodes de la maladie chez des individus de castes diverses : Créoles, Indiens Cafres, Malgaches. La forme tuberculeuse prédominait chez les créoles : les autres présentaient surtout le type non tuberculeux ou aphymatode. Parmi ces Lépreux, les uns étaient nouvellement affectés : d'autres, atteints depuis plusieurs années, avaient été soumis sans succès à divers traitements ; d'autres enfin, mutilés déjà ou épuisés par des ulcères fétides et rongeants, étaient rendus à la dernière période du mal. Plusieurs, parmi ces derniers, ont succombé à l'effet des ravages de leurs ulcères ou sont morts d'affections graves des poumons ou des intestins qui amènent le plus souvent la terminaison funeste.

Les autres lépreux, ceux surtout chez lesquels le mal était borné à la peau ou qui étaient atteints d'ulcérations peu graves des membres, ont d'abord été soumis à l'usage externe et interne de l'huile de gurjon. J'ai suivi, dans l'emploi de ce médicament, les prescriptions du docteur Dougall, médecin résidant aux îles Andaman. Les tubercules et taches cutanées étaient frictionnés matin et soir avec le liniment oléo-calcaire de gurjon :

Eau de chaux. . . .	3 parties.
Huile de gurjon. . .	1 partie.

Immédiatement après, les malades prenaient une à deux cuillérées à café de la mixture suivante :

Eau de chaux. . . .	parties égales.
Huile de gurjon. .	

Des bains savonneux complétaient le traitement.

Sous l'influence de cette médication, une légère amélioration a été constatée dans l'état des malades. Chez quelques-uns, les tubercules se sont affaissés, les taches ont pâli, les ulcères se sont améliorés ; chez d'autres, la sensibilité de la peau a été rétablie dans beaucoup de points et améliorée ailleurs. J'étais encouragé par ces résultats; mais, l'huile de gurjon est venue à manquer tout à coup. Pour ne pas laisser sans secours des malheureux qui demandent à être soulagés, en conservant l'espoir de la guérison, je songeai alors à soumettre les lépreux à l'usage de l'acide phénique, *intus et extra*, d'après la méthode suivie à l'hôpital Saint-Louis par MM. Lemaire et Bazin. J'ai pu constater, comme ces éminents praticiens, que l'acide phénique exerce une puissante action sur l'éléphantiasis des Grecs.

L'acide phénique n'a pu être administré à l'intérieur qu'à quelques malades dociles, à la dose de 25 à 50 centigrammes, matin et soir, dans un verre d'eau. Dix minutes après l'ingestion de ce médicament, ils éprouvaient des étourdissements, la tête devenait pesante, et des fourmillements se faisaient sentir dans les membres. Les symptômes d'ivresse, déterminés par cette faible dose d'acide, en les obligeant à se coucher, les ont rendus rebelles à la continuation de cette médication. A l'extérieur l'acide phénique fut employé dans les pansements en lotions et associé à la glycérine; les parties malades badigeonnées tous les huit jours avec l'eau phéniquée saturée contenant dix pour cent d'acide; les tubercules et taches saillantes de la peau cautérisés une fois par mois avec l'acide phénique alcoolisé.

Ainsi que je l'ai déjà signalé dans une précédente publication, les effets de cette médication externe ont été satisfaisants pour ce qui concerne les indurations du tissu cellulaire, les élevures et les taches de la peau ; mais plus satisfaisants encore et je dirai merveilleux pour la désinfection et la guérison de plaies anciennes, envahissantes, sordides, d'aspect gangréneux qui avaient résisté jusqu'alors aux diverses médications, et n'avaient pu être modifiées par le traitement exclusif de l'huile de gurjon.

Je n'ai pas cru devoir m'arrêter à ces derniers résultats. Il me paraissait possible d'arriver, dans certains cas, à la cure radicale de la lèpre, persuadé que cette maladie, dans ses premières périodes, lorsqu'elle n'est pas encore compliquée d'altérations des voies digestives ou des poumons, lorsque les malades n'ont pas été débilités par des ulcères graves, peut être enrayée et même se terminer par la guérison, surtout quand elle s'est manifestée chez des sujets jeunes, de bonne constitution, et non encore épuisés par l'influence des causes qui ont pu la produire.

Je songeai alors à administrer à l'intérieur l'huile de chaulmoogra dont j'avais pu, en ville et à la Léproserie, constater les heureux effets chez quelques malades. A cette médication interne j'associai celle externe par l'huile de gurjon, les bains alcalins et les préparations phéniquées. Ce sont les résultats favorables de cette médication mixte, définitivement adoptée par moi, que j'ai cru devoir signaler dans le *Moniteur* du 26 septembre dernier. Ils ont besoin d'être justifiés. Je ne puis mieux faire que de m'appuyer sur les observations suivantes empruntées aux deux catégories de malades de mon service.

Salle Saint-Michel

N° 1. Charles R. Etat au 20 mars 1876.

Tubercules nombreux sur la face, le nez et les oreilles. Bouffissure générale de la face. Coloration bronzée des tégumens qui, aux membres et sur le thorax, sont parsemés de taches fauves, légèrement élevées. Aux membres inférieurs et sur la face dorsale des avant-bras et des mains beaucoup de petits tubercules dépassant le niveau de la peau. Sur les mêmes parties et surtout aux extrémités supérieures une trentaine de plaies ichoreuses, provenant de tubercules ulcérés. Plaies aux muqueuses nasale et pharyngienne. Ecoulement séro-purulent par les narines. Tubercules dans l'arrière-gorge. Voix nasillarde. Etat satisfaisant de l'estomac et des intestins, mais surexcitation nerveuse, insomnie occasionnées par les souffrances des plaies. Ce malade, souffrant depuis plusieurs années, a été traité sans résultat à la Léproserie par l'huile de gurjon. Il a eu des poussées inflammatoires à des distances très-rapprochées. Les tubercules et les plaies ont résisté aux différentes médications et aux divers modes de pansements prescrits par mes prédécesseurs. Soumis par moi à l'usage de l'huile de chaulmoogra, à la cautérisation des tubercules par l'acide phénique alcoolisé, et à leur badigeonnage par l'eau phéniquée saturée ; aux pansements des plaies par les préparations phéniquées, son état n'a pas tardé à s'améliorer.

M. Charles R. est depuis plusieurs mois débarrassé de ses plaies sans déformation des membres. La figure et le corps sont exempts de taches et de tubercules ; l'état général est très-satisfaisant, malgré une fracture de jambe survenue dernièrement. La voix est encore légèrement nasillarde ; maïs la coloration des tégumens est naturelle. Il restera encore un mois ou deux à l'Hospice, en observation, et toujours soumis à l'huile de chaulmoogra ; l'exeat lui sera ensuite accordé.

N° 2. Charles R. fils. Cet enfant, à peau brune, n'était encore qu'à la première période de la maladie. Il n'a présenté tout d'abord que des taches plus fauves que la peau au visage, sur le thorax, et aux membres. Ces taches irrégulières, luisantes, arrondies et disséminées comme celles du psoriasis guttata sont devenues plus tard ternes et bronzées, en même temps qu'elles se sont élevées au-dessus du niveau des tégumens. Le nez s'est déformé en grossissant. La sensibilité de la peau n'a été qu'émoussée dans les points où elle a été altérée dans sa coloration. Le jeune Charles R. a été traité sans résultat par l'huile de gurjon, *intùs et extrà*. Après avoir éprouvé une poussée inflammatoire très-forte, son état s'est amélioré, sous l'influence des bains tièdes savonneux, de l'huile de chaulmoogra et des badigeonnages phéniqués. Débarrassé de ses taches depuis plusieurs mois et le visage ne présentant plus d'aspect caractéristique, il a quitté la Léproserie, le 20 décembre 1877, dans un excellent état général de santé.

N° 3. E. J. J'ai pu observer, en 1869, à Sainte-Suzanne, les premières manifestations de la maladie chez ce jeune homme. Il ne présentait alors sur diverses parties du corps que des taches fauves avec diminution de la sensibilité. A ces taches ont succédé, surtout au visage, des tumeurs saillantes, irrégulières, molles et lisses au toucher, de couleur violacée. Les joues sont devenues bouffies ; les narines déformées et dilatées ; les lèvres épaisses, luisantes, tuméfiées ; le menton s'est élargi et épaissi ; les paupières et le menton œdématiés se sont dégarnis de leurs cils ; de gros tubercules ont rendu les oreilles monstrueuses. Les membres inférieurs et surtout les pieds ont offert de nombreuses plaques de psoriasis. Tel est l'état observé par moi le 20 mars 1876.

E. J. avait été soumis, depuis son entrée à la

Léproserie et sans le moindre résultat, au traitement par l'huile de gurjon. L'amélioration réelle de sa maladie s'est produite insensiblement par l'usage de l'huile de chaulmoogra qu'il a prise avec persévérance. Les fréquents badigeonnages du visage avec l'eau phéniquée au 10° ; les cautérisations des gros tubercules par l'acide phénique en ont amené la résolution. La face ne présente plus aujourd'hui de bouffissure ; la peau est lisse et saine partout. Un léger gonflement des lobules persiste aux oreilles, qui cédera, je l'espère, à une ou deux cautérisations.

Ce malade a conservé toute son intelligence et l'intégrité de ses fonctions. L'état général est excellent. Il persévère dans l'usage de l'huile de chaulmoogra, des bains savonneux et alcalins, et de l'huile de ricin, tous les quinze jours. Il pourra, d'ici un mois, recevoir l'exeat qu'il demande.

N° 4. Jean-Baptiste D. Ce malade n'a présenté que la forme anesthétique (tsarâth aphymatodes.) Nombreuses taches fauves sur diverses parties du corps, légèrement saillantes au visage et surtout aux membres inférieurs. Plaques squammeuses à la plante des pieds qui se sont ensuite transformées en plaies fétides et rongeantes. Anesthésie des oreilles, des joues, des avant-bras et des jambes. Cette anesthésie a surtout persisté au pied gauche, siège d'un ulcère de mauvaise nature.

Du 3 mai au 28 novembre 1876, traitement sans résultats par l'huile de gurjon, le cérat chloruré et le coaltar saponiné. Soumis ensuite aux préparations phéniquées, (lotions d'eau phéniquée au millième et pansement glyco-phénique), Jean-Baptiste D. n'a pas tardé à en éprouver de bons effets. Du 12 février au 10 avril 1877 il a repris sans résultat l'huile de gurjon à l'intérieur. Soumis depuis au traitement par l'huile de chaulmoogra et aux pansements phéniqués, ce malade a vu disparaître l'insensibilité des parties affectées. La santé est maintenant parfaite ; toutes les ulcérations sont cicatrisées, sauf celle du pied gauche en voie de guérison.

N° 5. Charles C. a offert, comme le précédent, sur tout le corps de nombreuses taches fauves, accompagnées d'anesthésie et de plaies aux membres inférieurs. En outre, quelques tubercules aux oreilles et sur les joues. Du 3 mai au 28 novembre 1876 et du 12 février au 10 avril 1877 il a suivi, sans résultats sensibles, le traitement exclusif par l'huile de gurjon. En septembre et octobre 1876 il a éprouvé plusieurs poussées inflammatoires qui ont aggravé l'état de maladie. Soumis depuis le 15 mai 1877 au traitement mixte par l'huile de chaulmoogra, les bains savonneux et les pansements phéniqués, Charles C.

peut être considéré comme guéri. Il ne lui reste plus aux jambes que quelques taches qui tendent à disparaître par les bains alcalins.

N° 6. Pierre R. entré le 17 avril 1877, affecté de tubercules au visage, sur le front et aux oreilles; de taches nombreuses sur le corps, de plaies aux pieds, avec anesthésie limitée aux deux jambes. Il a pris, sans discontinuer, l'huile de chaulmoogra à partir du 22 mai. Les plaies, d'abord pansées avec le cérat chloruré, sans amélioration, l'ont été ensuite avec le glyco-phénique. Guéri de ses plaies, ne présentant plus d'épaississement de la face, ni de tubercules, et ayant recouvré la sensibilité des jambes, ce malade a quitté la Léproserie le 22 décembre dernier. Il ne lui restait plus que quelques taches à la figure. Il s'est fait réclamer par sa famille en position de le soigner.

L'anesthésie chez ce malade a disparu avec l'amélioration des plaies; il n'a point été soumis aux frictions par le liniment de gurjon, ni au traitement interne; il n'a dû l'amélioration de son état qu'à l'huile de chaulmoogra et aux préparations phéniquées.

N° 7. Joseph M. entré le 12 février 1877, venant de la Geôle où s'est déclarée la maladie. Il offrait des tubercules au visage et aux oreilles, de nombreuses taches fauves sur le thorax et sur les membres, plusieurs ulcérations aux pieds, et de l'anesthésie légère aux membres inférieurs. Du 12 février au 5 mai 1877 il a été soumis, sans aucune amélioration, au traitement par l'huile de gurjon. Les plaies, pansées d'abord avec le cérat chloruré, sont devenues ichoreuses et saignantes ; elles se sont rapidement améliorées par les pansements phéniqués. Les tubercules se sont affaissés et ont disparu après plusieurs badigeonnages phéniqués. Les bains savonneux et l'huile de chaulmoogra ont achevé la guérison. Joseph M. a quitté la Léproserie le 19 décembre 1877, en parfait état de santé, débarrassé de l'anesthésie, des tubercules et des taches cutanées, marchant très-bien et les plaies guéries.

N° 8. Joseph L. Entré le 5 janvier 1877 dans l'état suivant : tubercules sur les joues, le nez et les oreilles ; taches sur diverses parties du corps, plaies aux pieds ; anesthésie légère des jambes et des avant-bras. Il a été soumis, sur sa demande, à l'expérimentation du Hoâng-Nân, sans résultat appréciable. Du 12 février au 5 mai 1877 l'état général a paru s'améliorer par l'huile de gurjon. Plusieurs poussées inflammatoires, survenues à de courtes distances, en ont fait suspendre l'emploi. A partir du 22 mai, ce malade, refusant l'huile de gurjon, a pris plusieurs fois par semaine de l'huile de chaulmoogra, des bains savonneux et de l'huile de ricin. Il a été soumis en même temps aux badigeonnages phéniqués et au pansement glyco-phénique. Sous l'influence de cette dernière médication nous avons pu constater la disparition des taches et tubercules et la guérison des plaies. Une seule persiste au pied droit ; elle est en voie de cicatrisation.

N° 9. Faustin M. Atteint depuis plusieurs années d'ulcères aux membres supérieurs et inférieurs et d'anesthésie aux jambes. La marche était pénible. Les ulcères avaient déformé et détruit plusieurs articulations des doigts et des orteils. (Lèpre amputante). Les pansements par le cérat chloruré et le coaltar n'en modifiant pas la nature, je les remplaçai par les lotions phéniquées et le glyco-phénique. L'huile de gurjon fut employée à la fois, *intus et extra*. L'amélioration rapide survenue, par cette médication, dans l'état du malade, lui a permis de quitter la Léproserie, le 22 mai 1877, guéri de ses plaies, marchant facilement et ayant recouvré la sensibilité des jambes.

N° 10. Florian P. Entré le 18 avril 1876, il n'offre que quelques tubercules au visage ; mais la peau est hypertrophiée sur le nez, les pommettes, les sourcils, les oreilles et le front. Les narines sont déformées, la voix nasillarde et les yeux rouges et larmoyants. Sur la poitrine, aux avant-bras et aux jambes il existe de nombreuses taches violacées. Les tumeurs du visage, d'aspect luisant, sont molles, lisses au toucher et couleur lie de vin.

Depuis son entrée jusqu'au 6 décembre suivant, le traitement par l'huile de gurjon a été suivi sans résultat. Interrompu par suite d'ophtalmie et de poussées inflammatoires il a été repris, sans amélioration aucune, du 26 décembre 1876 au 15 mai 1877. Du 22 mai au 15 octobre 1877, M. F. P. a pris sans discontinuer l'huile de chaulmoogra, et tous les quinze jours les grosseurs et tubercules de la face ont été badigeonnés avec l'eau phéniquée saturée. Son état général s'étant notablement amélioré dans cette dernière période, il a demandé à retourner dans sa famille, qui est en état de lui faire donner des soins. En quittant l'hospice, il n'avait plus de tubercules au visage, ni de taches cutanées.

N° 11. Pierre R. fils. N'est entré à la Léproserie que depuis deux mois et demi, dans la première période de la maladie. Il n'existait chez cet enfant que trois tubercules sur les joues et le menton, et quelques taches sur les membres. Deux badigeonnages phéniqués ont suffi pour la disparition et l'affaissement de ces tumeurs. Ayant été, en outre, soumis à l'usage interne de l'huile de chaulmoogra, Pierre R. fils est aujourd'hui débarrasé de ses taches et peut être considéré comme guéri. Il reste en observation et recevra prochainement l'exeat.

N° 12. Jean L. Affecté depuis plusieurs années d'une tuberculisation généralisée, mais restée dans la deuxième période. Tout le visage était couvert de nombreux tubercules de la grosseur d'un haricot ; le nez et les oreilles devenus difformes par leur épaisissement en contenaient de plus gros. Des taches et plaques fauves étaient répandues sur le corps. Le liniment oléo-calcaire de gurjon joint aux bains savonneux avait paru modifier l'état général. Ce jeune homme fut alors atteint de plusieurs poussées inflammatoires, survenues à peu de distance, et qui forcèrent à suspendre la médication par l'huile de gurjon. Il fut ensuite soumis, comme les autres malades, à l'huile de chaulmoogra, et aux préparations phéniquées. Cinq badigeonnages ont suffi pour l'affaissement des tubercules qui ne figurent plus aujourd'hui qu'à l'état miliaire. Les taches et squammes ont disparu. J'espère que ce malade qui continue l'huile de chaulmoogra et les bains alcalins pourra quitter l'hôpital d'ici un mois, après un ou deux badigeonnages phéniqués.

N° 13. Edmond V., ancien cocher, présentait un aspect hideux au 20 mars 1876, à ma première visite. Sur toute la face s'étaient développées des tumeurs noueuses, violacées, informes ; la peau du front était couverte de tubercules nombreux séparés par des rides transversales ; les arcades sourcilières gonflées, sillonnées de lignes obliques et dégarnies de leurs poils ; des mamelons volumineux avaient abattu la peau sur les yeux ; les paupières étaient œdématiées : le lobe et les ailes du nez altérés ; les narines déformées et dilatées, les joues bouffies ; les lèvres épaisses, luisantes, tuméfiées ; les oreilles monstrueuses ; le menton élargi, épaissi. Les tubercules développés sur la conjonctive l'ont rendue boursouflée et blafarde : l'odorat s'est affaibli ; la voix est devenue rauque et voilée. De nombreuses taches existaient sur diverses parties du corps avec de l'anesthésie limitée aux pieds et aux mains.

L'huile de gurjon, n'ayant amené que des résultats insignifiants, je soumis d'emblée ce malade à l'huile de chaulmoogra et au traitement phéniqué. Ces tubercules furent cautérisés deux fois par mois avec l'acide phénique alcoolisé ; dans l'intervalle, badigeonnés avec l'eau phéniquée saturée. Les résultats de cette médication ont été très satisfaisants et rapidement obtenus. Néanmoins ce malade, non encore guéri, mais en voie de guérison, restera en observation et soumis à l'huile de chaulmoogra. Il ne lui reste plus qu'un tubercule à l'aile droite du nez et un léger boursoufflement aux lobules des oreilles.

N° 10 des femmes. Anna M. entrée le 19 septembre 1875, présentant sur le front, les joues, le menton et les oreilles de nombreux tubercules séparés par des rides hideuses. Le boursoufflement du visage et des ailes du nez a déformé les traits. La face offre l'expression léonine. On constatait en outre sur le thorax et les membres un grand nombre de taches fauves, de l'anesthésie aux membres inférieurs et plusieurs ulcérations ichoreuses et fétides aux pieds. Les fonctions digestives s'étaient maintenues et la santé n'était pas notablement altérée.

Cette femme a suivi, sans aucuns résultats, pendant une année, le traitement par l'huile de gurjon. L'acide phénique administré à l'intérieur n'a amené aucune amélioration. L'état cutané s'est amélioré insensiblement par l'emploi de l'huile de chaulmoogra, des pansements et badigeonnages phéniqués. Les tubercules et taches n'existent plus ; les plaies sont guéries.

Nous pourrions citer encore d'autres observations analogues aux précédentes, concernant des malades de la première catégorie en voie de guérison (Nos 12, 14, 15 de la salle Saint-Joseph, et Nos 18, 20 de la salle Sainte-Marie.) Leur amélioration de santé est due également à l'huile de chaulmoogra et aux préparations phéniquées. Nous avons cru devoir nous borner à la publication de ces quatorze observations qui établissent suffisamment les bons résultats obtenus par notre médication mixte.

Les observations suivantes, empruntées à la deuxième catégorie, ne font que corroborer, par les guérisons obtenues, les avantages de notre médication.

Salle Saint-Clément

N°s 21 et 22. Joseph Caimbo et Bernard Caimbo, créoles, entrés le 12 février 1877. Ces deux frères habitent la montagne de Saint-Denis et sont âgés, l'un de 17 ans et l'autre de 15. La face, sans bouffissure, ne présentait chez eux que quelques tubercules mous et indolents. Bernard avait en outre le nez gros et fortement aplati ; sur le lobe et les parties voisines il existait de petits tubercules qui en rendaient la surface bosselée.

Du 12 février au 17 avril, ces deux malades ont suivi sans résultat le traitement par l'huile de gurjon. Du 17 avril au 22 mai ont eu lieu trois badigeonnages des tubercules par l'eau phéniquée au 10e. Il s'en est suivi l'affaissement notable des tumeurs qui ont repris de la sensibilité. Soumis à partir du 22 mai à l'usage du chaulmoogra et à de nouveaux badigeonnages, ces deux frères ont quitté peu de temps après la Léproserie, radicalement guéris.

N° 29. Célestin Dufour, créole, entré le 16 juillet 1877 dans l'état suivant. Nombreuses taches fauves sur le thorax, les bras et les jambes. Aux joues, au nez et aux oreilles tubercules mous, lisses au toucher, accompagnés de boursoufflement du tissu cellulaire de ces parties. Insensibilité de la peau aux mains et aux jambes.

Soumis dès son entrée à l'huile de chaulmoogra et aux badigeonnages phéniqués, C. D. est débarrassé de ses tubercules. Le visage ne présente plus d'aspect caractéristique. Quelques taches blanchâtres persistent aux jambes et aux bras ; elles tendent à disparaître par les bains alcalins.

N° 17. Louis Théonica, cafre. Tubercules isolés de la grosseur d'un petit pois au visage, aux oreilles, sur le thorax et aux jambes. Deux ulcérations à la plante du pied droit et une au gros orteil gauche. Anesthésie limitée aux jambes. Ophtalmie lépreuse. Entré le 12 février 1877, L. T. a été d'abord traité sans résultat par l'huile de gurjon et les plaies pansées avec le cérat chloruré. Depuis le 22 mai 1877 il a pris sans discontinuer l'huile de chaulmoogra ; les ulcérations ont été pansées avec le glyco-phénique et les tubercules plusieurs fois badigeonnés avec l'eau phéniquée saturée. Les plaies sont cicatrisées depuis plusieurs mois, et il n'y a plus traces de tubercules.

N° 25. André Rapoul, créole. Entré le 12 février 1877 dans l'état suivant : face parsemée de tubercules et présentant une bouffissure générale ; peau du front aussi garnie de tubercules et sillonnée de rides profondes. Beaucoup de petits tubercules groupés sur les ailes du nez dont la surface est bosselée. Lèvres épaissies, grosses et luisantes. Pointe du menton gonflée et mamelonée. Pavillons des oreilles élargis et tuméfiés ; lobules gonflés et présentant quelques tubercules. Taches fauves au côté externe des jambes. Aux bras quelques tubercules et des plaques psoriasiques. Ce malade a été atteint, à des distances rapprochées, de plusieurs poussées inflammatoires. L'huile de gurjon n'a donné aucun résultat. Les tubercules cautérisés et badigeonnés ont presque entièrement disparu. André R. est aujourd'hui en voie de guérison, et continue les bains alcalins et l'huile de chaulmoogra.

N° 27. Joseph Ticou, créole, entré en février 1877, offrant quelques petits tubercules au visage, quelques-uns plus gros aux oreilles ; les bras et les mains en offraient aussi de récents avec exagération de la sensibilité. Elle est allée en s'affaiblissant et a fait place à de l'anesthésie. A des taches psoriasiques et à des éruptions pustuleuses ont succédé des ulcérations aux jambes ainsi qu'au gros orteil et au médius du pied gauche. Ces parties étaient anesthésiées. L'huile de chaulmoogra, les bains savonneux, les frictions de pommade d'Helmerich associés aux lotions et pansements phéniqués ont amené la résolution des tubercules et la cicatrisation des plaies. Ce malade recevra prochainement l'exeat.

N° 28. Jmacque, malgache. Tubercules sur le front, aux pommettes et aux oreilles. Deux plaies ichoreuses aux coudes. Larges plaies de même nature à la partie postérieure des avant-bras et aux deux genoux. Plusieurs ulcérations à la face dorsale des deux pieds et aux doigts du pied gauche, dont deux ont été détruits. Elles exhalent une odeur très fétide, et il s'en écoule une humeur visqueuse, jaunâtre, qui, en se desséchant, forme des croûtes épaisses. Les parties, siège de ces ulcérations, sont complètement insensibles. Le perchlorure de fer, le cérat chloruré et le coaltar n'ont pu modifier ces ulcérations restées longtemps saignantes et putrides. La maladie s'est montrée rebelle à l'huile de gurjon. Le traitement par l'huile de chaulmoogra, les badigeonnages, lotions et pansements phéniqués, a amené la résolution des tubercules et la cicatrisation parfaite des plaies. Il ne reste plus qu'un seul tubercule à l'aile droite du nez. La sensibilité est rétablie, la marche s'exécute bien, l'état général est excellent.

N° 29. Hippolyte Brigale, créole. Quelques tubercules sur la joue gauche, les ailes du nez et l'oreille gauche. De larges plaques squammeuses aux avant-bras et aux jambes ; deux ulcérations aux coudes, une au pied droit et trois au pied gauche. Anesthésie des extrémités inférieures. La dernière phalange manque au doigt médius de chaque pied ; mais les plaies sont aujourd'hui cicatrisées. Ce résultat est dû au pansement phéniqué. Les tubercules ont presque disparu. Le malade continue l'usage des bains alcalins et de l'huile de chaulmoogra.

N° 33. Paul Bombé, cafre. Plusieurs ulcérations aux mains et au gros orteil du pied droit. Elles ont eu pour effet de déformer et d'ankyloser les doigts de la main droite; elles ont détruit presque entièrement le gros orteil, le pouce et l'annulaire de la main gauche. Ces ulcérations anciennes et rebelles sont maintenant cicatrisées. L'anesthésie a disparu dans les parties affectées. Ce malade a été traité par l'huile de chaulmoogra et les préparations phéniquées.

N° 34. Molimina, indien. Taches livides sur la joue droite et l'avant-bras droit. Plaques de psoriasis au pied et à la jambe gauches. Deux doigts de ce pied ont été rongés par d'anciennes ulcérations qui sont cicatrisées. Il n'y reste qu'une petite plaie au médius. Ces résultats ont été obtenus par les bains savonneux, l'huile de chaulmoogra et les pansements phéniqués.

N° 35. François Ali, cafre. Tubercules sur le front, les joues et le nez. Une ulcération à la jambe droite. Aucun soulagement par l'huile de gurjon. Doit sa guérison à l'huile de chaulmoogra et au pansement glyco-phénique.

N° 38. Poïnin Moutou, indien. Taches fauves élevées sur le visage. Tubercules et plaies aux mains. Ulcérations au talon et au gros orteil du pied gauche. Anesthésie de cette partie. Guérison obtenue par la cautérisation des tubercules, le badigeonnage des taches, le pansement glycophénique et l'huile de chaulmoogra.

Salle Saint-François

N° 13. Checkousen, indien. Tubercules au visage ; plaies rebelles aux orteils du pied droit et à un orteil du pied gauche. Ces parties ont été rongées et détruites ; mais les ulcères sont guéris. Il ne reste que des vestiges de tubercules.

N° 17. Checkmamode Indien. Tubercules sur les joues et les ailes du nez qui s'est déformé en grossissant. Ulcérations au pied gauche qui ont détruit deux orteils. Cicatrisation des plaies et disparition des tubercules.

N° 19. Borany Bouda, Indien. Front, visage et oreilles ont été parsemés de tubercules qui ont cédé à la cautérisation par l'acide phénique alcoolisé. L'état s'est bien amélioré. Il reste au cou, au ventre et au dos plusieurs tubercules qui se sont affaissés, et qui seront de nouveau cautérisés et badigeonnés. Ces trois derniers malades sont soumis au traitement par l'huile de chaulmoogra et les préparations phéniquées.

Salle des femmes

Jeannette Sincère. Légère ulcération persistante au gros orteil du pied gauche. Plaies aux doigts des deux mains guéries par le pansement glyco-phénique. Etat général bien amélioré par le chaulmoogra. Les phalanges sont restées déformées, ankylosées, et rétractées, le traitement n'ayant été commencé que plusieurs années après la manifestation de la maladie.

Quinze autres malades de cette deuxième catégorie, après avoir suivi pendant un temps variable la médication mixte (huile de chaulmoogra et pansement phéniqué) ont demandé et obtenu leur exeat. Il ont quitté la Léproserie en parfait état de guérison, après y être restés en observation quelque temps.

Exeat du 19 décembre 1877

Voici les noms de ces sortants avec leurs observations très-résumées :

Nacapotcha, cafre. Tubercules au visage. (Eléphantiasis tuberculeux.)

Bernard Caimbo, créole. Voir plus haut, observations nº 22. (Eléphantiasis tuberculeux.)

Jarry, indien. Deux ulcérations à la plante du pied droit. (Tsarâth aphymatode.)

Dassaigne, indien. Ulcérations à plusieurs doigts et à plusieurs orteils. (Tsarâth aphymatode.)

Imoucha Imiha, malgache. Plaies aux orteils des deux pieds. (Tsarâth aphymatode.)

Farsane, malgache. Ulcérations aux orteils et à la plante des pieds. (Tsarâth aphymatode.)

Exeat du 11 mars 1878

Bissoun, indien. Tubercules à la figure. Plaies à la main droite. (Eléphantiasis anesthète.)

Sinatamby, indien. Nombreuses taches fauves sur le corps. (Lèpre tuberculeuse.)

Jagana, indien. Taches id. (Lèpre id.)

Ambrogénia, indien. Ulcérations à la main ; deux aux pieds. (Eléphantiasis aphymatode.)

Virassamy, indien. Plusieurs ulcérations aux doigts et à la plante des pieds. (Eléphantiasis id.)

Soupin Sadéen, indien. Plaies à la plante des deux pieds. (Eléphantiasis id.)

Arlapin Solé, indien. Tubercules au visage et taches sur le corps. (Lèpre tuberculeuse.)

Camatchy, indienne. Ulcérations aux doigts et aux orteils, ayant produit la chute des ongles et des phalanges. (Lèpre amputante.)

Dans les observations précédentes l'anesthésie a été limitée aux parties atteintes d'ulcères. Elle s'est dissipée insensiblement et a tout-à-fait disparu avec la guérison des plaies.

Plusieurs malades, mentionnés plus haut, ont présenté à la fois la forme tuberculeuse et la forme aphymatode. Cette variété peut être ratta–

chée à l'éléphantiasis anesthète observé par le docteur Danielssen, en Norwège, par le docteur Faire au Brésil et par le docteur Adams à l'Ile de Madère. Bien qu'elle ait présenté une forme plus chronique que le tsaràth tuberculeux, cette variété d'éléphantiasis a été, comme les autres, modifiée à la Léproserie par la médication mixte et dans certains cas suivie de guérison.

Je n'ai pas cru, dans cette simple notice, devoir multiplier les observations. Celles que j'ai rapportées suffisent à démontrer : que l'huile de gurjon à l'intérieur n'a fourni que des résultats incertains ; que l'état cutané des malades soumis exclusivement aux bains savonneux et aux frictions d'oléo-calcaire de gurjon s'est amendé, sans que l'état général se soit amélioré ; enfin, que l'amélioration réelle et la guérison obtenue dans quelques cas sont dues à l'emploi combiné des bains alcalins ou savonneux, du liniment oléo-calcaire de gurjon, de l'huile de chaulmoogra, et des préparations phéniquées en lotions et pansements.

On peut se demander comment l'expérimentation de l'huile de gurjon n'a pas donné entre nos mains les mêmes résultats que ceux annoncés par le docteur Dougall. A cette objection je répondrai qu'à mon avis la substance oléo-résineuse de gurjon — qui ne m'a paru favorable que dans le traitement externe — doit surtout ses effets à l'association des alcalins. Le docteur

Dougall, dans son rapport du 23 novembre 1873, déclare qu'il a abandonné le mélange d'huile de gurjon et d'huile de coco dont il n'était pas satisfait pour le liniment d'huile de gurjon et d'hyposulfite de soude ; il ajoute qu'il a employé plus tard l'huile de gurjon associée à l'eau de chaux, mixture qui lui a donné les bons résultats qu'il a signalés.

Les alcalins, on le sait, ont été employés depuis longtemps avec efficacité dans le traitement des affections papuleuses et des affections squammeuses de la peau. L'association seule de la chaux à l'huile de gurjon m'a paru expliquer les résultats annoncés par le docteur Dougall. Nous ne contestons donc pas l'efficacité de l'emploi externe du liniment oléo-calcaire de gurjon ; mais, nos expérimentations nous ont démontré que ce médicament n'agit pas, pris intérieurement. C'est pourquoi nous avons renoncé à le prescrire à l'intérieur. Nous avons depuis quelque temps substitué les frictions de pommade d'Helmerich à celles d'oléo-calcaire de gurjon, et nous avons obtenu des résultats identiques. Ce qui démontre incontestablement l'action favorable des alcalins.

Nous avons expérimenté à deux reprises différentes à la Léproserie le Hoâng-Nân, cette liane du Tong-King préconisée dans le traitement de la rage et de la lèpre, et qui appartient à la famille des strychnées, d'après la classification de M. Pierre, directeur du Jardin botanique de Saïgon.

Les résultats de notre expérimentation, bien que consciencieusement établie et suivie avec soin, n'ont pas répondu à ceux obtenus à la Léproserie de Cocorite, près Port-d'Espagne. (Trinidad.)

Bien que j'eusse déjà expérimenté, sans succès, en janvier 1877, sur plusieurs malades, la poudre de Hoâng-Nân qui m'avait été adressée par l'intermédiaire du Ministère de la Marine, je n'ai pas hésité, sur l'invitation de l'Administration, à recommencer l'expérience avec la petite quantité d'écorce qui me fut remise par M. Trouette. Cette deuxième expérimentation a été aussi infructueuse que la première.

Elle a été commencée le 1er août 1877 avec les pilules préparées par MM. Sélec et Moreau. J'ai soumis quelques lépreux à l'usage des pilules simples de Hoâng-Nân de 30 centigrammes chacune, et d'autres aux pilules composées d'après la formule adoptée au Tong-Kin et à l'hôpital de Cocorite. Voici cette formule :

Alun.	1/5
Réalgar (sulfure d'arsenic). . .	2/5
Hoâng-Nân.	2/5

J'ai commencé par des doses minimes — une pilule — et j'ai augmenté progressivement, chaque semaine, d'une pilule. Les premiers malades, déjà soumis à une première expérimentation du médicament, n'ont éprouvé des accidents tétaniques qu'à la dose de trois à quatre pilules ; les seconds n'ont jamais pu prendre trois pilules composées sans ressentir les symptômes de l'intoxication arsenicale et aussi des phénomènes nerveux manifestes. Par prudence, j'ai cru devoir ne point dépasser ce chiffre, et j'ai dû administrer à des doses moindres le médicament composé jusqu'à l'épuisement de la totalité des pilules, afin d'expérimenter jusqu'au bout et de pouvoir fixer mon opinion sur l'efficacité réelle du Hoâng-Nân. Les mêmes effets tétaniques avec secousses dans les membres et le long de l'épine dorsale ; des crampes d'estomac avec vertiges, ivresse, nausées, coliques et vomissements, se sont produits à la dose de deux pilules.

Le sulfure d'arsenic qui entre dans la préparation des pilules composées est un médicament dangereux dont il faut surveiller attentivement les effets, et auquel il faut sans doute rapporter les accidents éprouvés du côté des voies digestives.

Le Hoâng-Nân ne m'a paru exercer aucune action favorable sur la lèpre. L'état des malades qui en ont pris à la Léproserie ne s'est point amélioré, et je le répète, dans mes deux expérimentations de ce médicament, les résultats ont été nuls. Les effets fâcheux produits par cette strychnée sont de telle nature que les malades hésitent à en continuer l'usage, même en procédant graduellement et avec précaution. En définitive, après plus de trois semaines, chez des malades persévérants, je n'ai pu constater la plus légère amélioration.

L'huile de chaulmoogra, par ses effets favorables et constants, nous a paru pouvoir être considérée comme un médicament spécifique de la lèpre, surtout dans ses premières périodes. Beaucoup de malades, à l'Ile de la Réunion, lui doivent leur guérison persistante. Les préparations phéniquées, sans aucun doute, par leur mode d'action sur les ferments, lui viennent puissamment en aide à toutes les périodes de la maladie.

L'huile de chaulmoogra est extraite de la graine d'un arbre qui croît dans l'Inde, à Ceylan, dans les îles Moluques, et à la presqu'île de Malacca. Cet arbre, décrit par le naturaliste allemand Blumenbach, appartient au genre Pangiacæ. Dans l'Inde et en Chine, cette huile est employée contre les maladies de la peau et surtout dans le traitement de la lèpre. Elle est, par son goût et son odeur désagréables, ingérée avec répugnance par les malades qui la restituent, avant d'y être habitués. Pour obvier à cet inconvénient, et la faire avaler facilement, il faut la renfermer dans du pain azyme ou dans des capsules gélatineuses.

On se procure de l'huile de chaulmoogra dans les diverses pharmacies de la Réunion. MM. Sélec et Maureau, pharmaciens fournisseurs du gouvernement, la préparent eux-mêmes avec les graines provenant des bazars de l'Inde. La Léproserie en fait une grande consommation. Si nosrenseignements sont exacts, l'huile de chaulmoogra a été introduite en 1859, dans la Colonie, par les familles de Villèle et de Chateauvieux. Le docteur Dussac, de Saint-Leu, l'a employée le premier, à l'Ile de la Réunion, dans le traitement de la lèpre ; il nous a éte assuré qu'il en avait obtenu de bons résultats. et qu'il continuait à prescrire avec succès ce médicament.

La médication mixte employée à la Léproserie et dont il est fait mention plus haut se compose de frictions, de bains, de cautérisation et de badigeonnage phéniqués, de pansements glycophéniques et de l'usage interne de l'huile de chaulmoogra.

Les frictions se font, matin et soir, avec la pommade d'Helmerich ou avec le liniment oléo-calcaire de Gurjon, après un bain tiède savonneux ou mieux alcalin.

Les bains peuvent être pris, chaque jour, ou plusieurs fois par semaine. Ils sont, je le répète, simplement savonneux ou additionnés de 250 grammes de sous-carbonate de soude.

Tous les huit jours, les tubercules et taches saillantes de la peau sont badigeonnés avec de l'eau phéniquée saturée à dix pour cent d'acide ; une fois par mois les gros tubercules sont cautérisés avec l'acide phénique alcoolisé, (parties égales.) L'exfoliation de l'épiderme et les autres effets de la cautérisation sont traités par l'application de la glycérine.

Les plaies sont lotionnées plusieurs fois par jour avec l'eau phéniquée au millième ; elles sont pansées, matin et soir, avec le glyco-phénique :

Glycérine, 100 grammes
Acide phénique 1 gramme
Mêlez.

Les malades sont enfin soumis à l'usage interne de l'huile de chaulmoogra. J'en prescris, 6 à 8 gouttes, deux fois par jour, en augmentant progressivement la dose, suivant la tolérance de l'estomac, jusqu'à celle d'une cuillerée à café.

Cette huile, ayant pour effet d'échauffer certains malades, je me borne dans ces cas à prescrire des décoctions d'orge, de graine de lin, l'eau magnésienne, l'huile de ricin, pour remédier aux légères inflammations buccales ou gastriques.

Le régime alimentaire ne doit pas être exclusivement végétal. Dans une affection où domine l'anémie il n'est pas convenable de diminuer les forces par une nourriture peu substantielle. Il faut, au contraire, donner aux malades des viandes fraîches, du lait, de l'eau vineuse, du quinquina. Les aliments doivent être préparés avec l'huile d'olive. Les éléphantiaques doivent être soumis à un régime de vie doux et régulier ; je suis d'avis de leur prescrire une nourriture tonique et facilement digestive à la fois, des fruits, des végétaux frais et antiscorbutiques, et de leur recommander de prendre des bains fréquents, d'entretenir leurs vêtements dans une grande propreté et de se livrer à des exercices corporels.

L'hygiène joue un très grand rôle dans la thérapeutique de la Lèpre. A l'Hospice de la Ravine à Jacques, les malades sont soumis à un régime de vie régulier, changent fréquemment de linge et sont tenus dans la plus grande propreté ; leur moral est soutenu par des soins assidus et dévoués. Les salles sont chaque jour nettoyées et fumigées et les pansements fréquemment renouvelés. Ce sont là d'excellentes conditions, ne pouvant qu'aider la médication. Je leur dois une grande partie des résultats auxquels je suis parvenu dans le traitement d'une maladie considérée comme incurable.

« C'est surtout des médecins des colonies, a dit Rayer, *(Traité des maladies de la peau)* que la science attend de nouvelles lumières sur l'éléphantiasis des Grecs et sur son traitement. » Chargé d'un service médical important, et, ayant pu, grâce à la bienveillance de l'Administration, me livrer sur une grande échelle à l'expérimentation de divers moyens curatifs de la Lèpre, préconisés dans ces dernières années, je suis parvenu, dans beaucoup de cas, à enrayer la marche de l'éléphantiasis ; dans d'autres circonstances à en arrêter le progrès, alors même que la maladie était parvenue à un état déjà assez avancé; enfin, j'ai pu obtenir, tant en Ville qu'à la Léproserie, des guérisons persistantes, par la médication mixte que j'ai instituée. J'ai considéré comme un devoir de publier ces résultats qui, j'en ai la confiance, seront confirmés par l'expérimentation des autres Médecins.

Le nouveau bâtiment de la Léproserie est situé près de la Chapelle Saint-Bernard, entre deux ravines, sur un plateau qui domine la mer et où circule l'air vif et frais des montagnes avoisinantes. Sans étage, il a la forme d'un quadrilatère encadrant une cour spacieuse, récemment plantée d'arbres et pourvue d'une fontaine avec bassins et lavoirs. L'entrée est située du côté Ouest, et par devant existe une esplanade où les malades viennent prendre l'air. L'aménagement du bâtiment est parfaitement disposé, surtout au point de vue hygiénique. La chapelle, la cuisine, les salles de bains, les salles à pansements, la lingerie, la pharmacie, les magasins, les égoûts ne laissent rien à désirer. Les salles sont vastes, bien aérées, parquetées et peuvent contenir 150 lits ; une varangue circulaire permet la circulation des malades pendant les chaleurs et dans les temps de pluie.

Le bâtiment des femmes, récemment clos et non éloigné du précédent, se compose de plusieurs pavillons, contenant chacun quatre à cinq lits ; il y règne une grande propreté ; la cour a aussi sa fontaine et son lavoir. Dans les deux bâtiments les eaux ménagères vont, par des canaux souterrains, se jeter au loin dans des ravins avoisinants.

Plusieurs Infirmiers sont attachés à l'établissement. Les Filles de Marie président avec zèle et dévouement au nettoyage, aux pansements et aux soins des malades. Elles surveillent la cuisson des aliments, leur distribution et l'exécution des prescriptions médicales ; elles entretiennent les vêtements et les objets de literie d'une manière irréprochable, dans le plus grand état de propreté. Elles consolent les malades par de bonnes paroles ; elles les encouragent, en leur parlant de la famille qu'ils reverront, s'ils guérissent, et en leur faisant entrevoir au delà du tombeau des espérances immortelles.

La Léproserie était regardée autrefois comme un lieu de séquestration abhorré où l'on n'entrait que pour y mourir. Les malades s'y font admettre aujourd'hui, sans aucune répugnance, persuadés d'y trouver le bien-être, le soulagement de leurs maux, et souvent la guérison.

La Léproserie ne peut plus être considérée comme un hospice où s'éternisent les malades. Par le mouvement qui y existe, elle est devenue un hôpital où les malades entrent pour recevoir des soins efficaces, avec l'espoir d'en sortir bientôt et de revoir la famille et le foyer.

Dr J. Le Clerc.

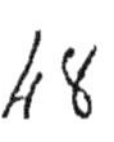

www.ingramcontent.com/pod-product-compliance
Ingram Content Group UK Ltd.
Pitfield, Milton Keynes, MK11 3LW, UK
UKHW020421220726
13923UKWH00005B/2091

9 782019 284206